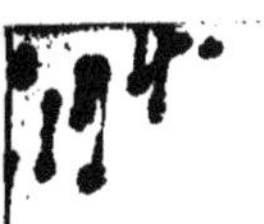

Académie Royale de Médecine.

DU TRAITEMENT

DE L'AFFECTION CALCAIRE,

VULGAIREMENT NOMMÉE

MORVE DES CHEVAUX;

Par M. GALY, Pharmacien de l'École de Paris.

Rapport de MM. BOULEY, Médecin vétérinaire et DUPUY, Rapporteur.

L'Académie de Médecine a chargé M. Bouley, médecin vétérinaire et moi, d'examiner le Mémoire de M. Galy sur la morve des chevaux, et de lui faire un rapport sur cet objet d'un grand intérêt.

La question traitée dans le Mémoire de M. Galy offre trois points de vue différents, que nous étudierons successivement.

La question se rattache, 1° à l'économie politique ou sociale;

2° Elle concerne la pathologie comparée ;

3° Enfin elle regarde la thérapeutique vétérinaire qui est plus étendue et diffère de celle de l'homme puisqu'elle fait entrer dans son domaine toutes le questions relatives au croisement des races, au métissage, aux appareillements, à l'amélioration, aux influences qu'exercent les races du Midi sur celles d Nord : par exemple, les béliers espagnols croisés ave nos brebis communes.

Nous ne nous permettrons qu'une seule réflexion Est-ce par des médicaments qu'on régénérera des race abâtardies ? On peut sans s'écarter de la vérité fair une réponse négative. Ces agents extérieurs modifier l'économie des individus qui y sont soumis, comm font les causes prédisposantes.

La morve seule occasione des pertes énormes l'agronomie et aux armées. On assure que la seul administration de la guerre fait abattre chaque anné pour plus d'un million de francs de chevaux attaqu de cette maladie. Remarquons les graves inconvénients qui résultent lorsqu'on est forcé d'ouvrir un campagne avec des chevaux neufs. Ils exposent la vi des cavaliers qui les montent ; ils causent des désordres dans les manœuvres. Ils peuvent, enfin, déterminer les plus grands désastres. Ces chevaux sor sacrifiés à six, sept ou huit ans, époques de leur vi où ils rendraient des services utiles. D'après ces considérations doit-on être surpris que la morve a excité dans tous les temps et chez tous les peuples le plus vif intérêt.

L'Académie des sciences, la Société royale de médecine s'en sont occupées à différentes époques. Les rapports de Morand, de Hérissant, de Bouvard et de Tenon sur les mémoires des deux Lafosse en sont des preuves incontestables. Lafosse le père croyait que cette maladie n'avait paru en Europe qu'en 1494, au siége de Naples, époque remarquable, puisqu'elle aurait la même date que le mal vénérien qui fut appelé à ce même siége le mal français. Lafosse ne connaissait pas le recueil des ouvrages des vétérinaires grecs, publié par Grynæus à Bâle en 1537, sous le titre τῶν ἱππιατρικῶν βιβλια δυω, puisqu'il ne fait connaître dans sa préface que la collection qui a pour titre : *Geoponicorum sive de re rusticâ.*

Lafosse ne parle pas non plus de la traduction latine qu'en a donnée Ruel de Soissons en 1530. Cette version de Ruel a été traduite en français par J. Massé en 1563, et par J. Jourdin, écrit J. Jourdain, en 1647.

La morve devient mortelle, dit Hippocrate, lorsqu'elle est compliquée du farcin. Les vétérinaires auraient donc aussi leur Hippocrate. Springel a donné une analyse de l'écrit du vétérinaire apsyrte ; il assure que les autres l'ont copié mot pour mot.

Springel regarde aussi l'ouvrage de Végèce non comme appartenant à Végèce, comte de Constantinople, qui avait écrit sur les institutions militaires, mais à un moine ignorant du 12e ou du 13e siècle.

Nous terminerons là des détails historiques que nous aurions pu étendre, mais qui nous auraient éloignés de notre sujet. Nous ferons connaître seulement la conclusion du rapport de Bouvart et Hérissant *adoptée en* 1749, par l'Académie des sciences.

« Enfin, le travail du sieur Lafosse suppose chez lui beaucoup de connaissances et de sagacité, et il serait à souhaiter qu'on lui procurât la liberté et les moyens de perfectionner ses découvertes et de suivre son projet dans toute son étendue. »

Preuve nouvelle qu'alors comme aujourd'hui les expériences concernant la morve ne pouvaient se faire avec une entière liberté, et à cette époque l'arrêté du conseil du roi du 16 juillet 1784, qui défend d'exposer en vente tout cheval morveux, n'existait pas.

M. Galy se plaint à son tour des nombreux obstacles qu'il a rencontrés depuis bientôt huit à dix ans qu'il s'occupe d'étudier tout ce qui regarde la morve des chevaux; il n'a pu même éviter un procès du propriétaire de la ferme de Pomponne, lieu où il fait ses expériences. Serait-il vrai de dire qu'il existe réellement une classe d'hommes qui peu touchée du perfectionnement des sciences médicales n'est occupée qu'à détruire, qui met toute sa gloire à troubler celle des autres et toute sa puissance à les affliger. Voyez les obstacles qu'a éprouvés la circulation du sang, ceux qui ont entravé l'inoculation de la petite vérole, maladie que l'antiquité a eu le bonheur de ne pas connaître, et qui comme un glaive suspendu menacait sans cesse la tête des hommes de tous les âges, l'innocent et le coupable, mal qui enlevait l'espoir des familles et flétrissait la beauté. Eh bien ! après un grand nombre d'assemblées, de combats entre les partisans de l'inoculation et les anti-inoculateurs, la faculté de médecine de Paris rendit un décrêt portant que l'inoculation qu'un peuple ignorant pratiquait depuis longtemps pour conserver la beauté et pour un usage que vous connaissez, cette faculté, dis-je, décida avec bien de la peine que l'inoculation de la petite vérole pouvait être *tolérée*. Il est nécessaire, Messieurs, de rappeller de pareils exemples pour l'instruction de ceux qui croyent que la culture des sciences expérimentales est très facile. La marche qu'on suit est toujours la même. On commence par contester la découverte ou l'expérience; si elle est admise, on recherche avec empressement s'il n'existe pas quelques passages dans les ouvrages des anciens qui peuvent s'appliquer à la découverte, industrie qu'on employe avec beaucoup d'adresse. Zimmermann n'observe-t-il pas que tel médecin ne lisait jamais un livre par la seule raison qu'il était nouveau, imaginant que la science toute entière était renfermée dans les écrits des anciens. Omar raisonnaît-il autrement ?

Les académies sont instituées, dira-t-on, pour le perfectionnement des sciences? On les voit bien partir, il est vrai du même point que les écoles, mais leur direction est différente. Les unes se dirigent vers l'avenir, les autres remontent vers le passé. C'est la science telle qu'elle est que les écoles doivent enseigner, est évident que pour lui faire faire des progrès, faut quelque chose de plus.

A ce sujet il se présente à notre esprit une réflexio que nous croyons devoir soumettre à l'Académie. O laisse perdre par année près de dix mille chevaux beaucoup d'autres animaux, sans qu'ils soient le suj d'aucune expérience, sans que l'autorité ait fait établi un seul local salubre et commode, où des commi saires nommés par l'Académie pourraient faire d expériences sur la rage et sur les demandes qu'adress sans cesse le gouvernement à l'Académie de médecin On nous dit bien : faites donc des expériences. Mon thyon n'a-t-il pas institué un prix qui se distribu chaque année par l'Institut en faveur de la physio logie expérimentale ? Eh bien ! ceux qui ont voul concourir pour ce prix, savent seuls les embarras les obstacles que l'on éprouve, les dépenses qu'occa sionent ces expériences pour les faire avec exacti tude et pour les répéter. Un seul mot de l'administra tion pourrait faire cesser cet état si préjudiciable l'avancement de la médecine de l'homme et de l médecine vétérinaire. Cependant si on obtenait c mot, on connaîtrait quelles sont les races de chevaux les plus capables de supporter telle ou telle fatigue à quel âge, de quels accidents, et de quelles maladie ils périssent ; serait-ce par les poumons, par l'estomac, s'il est vrai que la force musculaire est en raison de la quantité de la respiration. Ne pourrait-on pas parvenir à connaître l'une par l'autre. Le dynamomètre pourrait nous faire apprécier ces forces, et après tout le cheval n'agit-il pas lorsqu'il travaille comme un moteur. Nous nous arrêtons, Messieurs, vous nous pardonnerez cette digression en faveur du motif qui nous a animé. Quoiqu'il en soit, nous ne sommes pas aussi éloignés qu'on pourrait le croire au premier coup d'œil, de notre sujet, nous y rentrons.

M. Galy envisageant la morve des chevaux sous un point de vue qui se rattache aux sciences physiques et chimiques, il devient important dès le début, de bien poser la question. Nous nous voyons obligés d'user de quelques précautions pour ne pas jeter de la défaveur sur une matière d'un grand intérêt.

Nous commencerons par bien établir qu'il ne sera pour le moment en aucune manière question de ce qui concerne la médecine de l'homme; mais seulement et uniquement de celle qui regarde les animaux domestiques.

Vicq d'Azir avait avancé dès 1776, qu'on pouvait établir une médecine comparée, comme on avait établi une anatomie comparée, et il donne des preuves de ce qu'il avance.

Buffon dans son discours sur la nature des animaux dit : la nature des animaux est simple et purement matérielle (nous le répétons avec intention, il ne s'agit pas de l'homme qui est ici hors de la question); ils ne ressentent ni nos combats intérieurs, ni nos troubles, ils n'ont ni nos regrets, ni nos remords, ni nos espérances, ni nos craintes.

On peut le prouver, ajoute Buffon, par des exemples familiers; non-seulement ils ne savent pas ce qui doit arriver, mais ils ignorent même ce qui leur arrive.

Sans doute l'économie des animaux n'est pas, dans toutes ses parties, un laboratoire de chimie ni un instrument de physique; on peut cependant observer que le corps des animaux est un composé d'une matière qui est soumise aux lois de la pesanteur. Le mouvement se continue, se perd, se transmet, se modifie comme dans les autres corps. L'économie des animaux obéit à l'équilibre du calorique, à celui de l'humidité, éprouve les effets de la sécheresse; les phénomènes de la respiration ont beaucoup d'analogie avec la combustion. Il se forme de l'acide carbonique, il se développe de la chaleur. La vision s'explique par la physique. On trouve dans le sang tous les éléments des parties du corps: l'urée, les matières grasses, la fibrine, l'albumine, la cholestérine, les sels phosphates de chaux et autres. Une expérience a lieu chaque année en grand en Egypte, d'après M. Hamont, directeur de l'école vétérinaire de la Bouzabel. Permettez-moi de la rappeler en peu de mots:

Seize mille moutons périssent de l'affection connue sous le nom très impropre de pourriture, qui n'est pour nous en grande partie qu'un phénomène d'endosmose qui a lieu par les poumons. Nous nous sommes assuré qu'on ne trouvait dans les corps des animaux qui meurent des suites de cette cachexie qu'une surabondance de sérosité qui imbibe, infiltre, baigne tous les tissus. Les entozoaires y sont étrangers. Pour guérir il faudrait évacuer l'humidité superflue, opérer un véritable dessèchement; C'est ce que les Bédoins, qui se piquent d'être moins savants que nous, exécutent chaque année. Pour empêcher la mortalité, vous croyez qu'ils font usage de toniques permanents ou diffusibles, des stimulants, des dérivatifs, des révulsifs; détrompez-vous, ils ne mettent en usage aucun médicament. Ils conduisent leurs troupeaux dans le désert qui est voisin; la chaleur, l'air sec, suffisent pour faire perdre aux moutons l'excès d'eau ou de sérosité, cause de tous les désordres. La mortalité cesse, tandis qu'elle continue chez les Egyptiens attachés à la glèbe, qui ne peuvent faire émigrer leurs troupeaux, opérer la transhumance. Il y a eu phénomènes d'hygrométrie: dira-t-on qu'il y a atonie lorsque le cheveu de l'hygromètre s'allonge en s'imbibant d'eau; qu'il revient à son ton ordinaire lorsqu'il se raccourcit en se séchant. Le mouton vivant a éprouvé des changements analogues. Pourquoi dire qu'il y a atonie, relâchement, tandis que c'est un pur phénomène physique. Il n'y a rien de vital, nous le croyons. On peut en donner une bonne explication, puis qu'on est maitre de tous les éléments du problème. Il n'y a pas d'inconnu comme lorsqu'on fait intervenir la vie, il n'est plus possible de donner une explication. Il faut se borner à observer, à décrire ce qui se passe.

Tandis que l'imbibition de l'humidité occasione des maladies connues sous le nom de cachexie et de pourriture, la chaleur de l'air atmosphérique, l'évaporation d'une trop grande quantité de sérosité détermine d'autres affections non moins graves, des asphixies, des syncopes. On voit, par l'effet de la chaleur les globules du sang s'arrêter, s'attacher l'un à l'autre, opérer une coagulation de cette humeur. Comme le sang reste noir il n'a pas éprouvé les effets de la respiration. Cette altération est souvent regardée comme étant de nature charbonneuse, et traitée d'après cette idée. Les moyens qu'on emploie causent les plus grands désastres. Le froid arrête aussi la circulation capillaire, comme les expériences de M. Poiseulle le démontrent. Les empoisonnements miasmatiques, les maladies pustuleuses, sont bien plus fréquents qu'on l'imagine chez les moutons et chez les bœufs. Ils donnent lieu à des maladies qui ont les plus grandes analogies avec les fièvres intermittentes pernicieuses et avec la petite vérole, mais les noms bizarres et les descriptions incomplètes ont empêché de reconnaître ces étiologies. Ramazzini n'appelait-il pas l'épizootie de 1711, la petite vérole des bœufs!

Nous avons à notre disposition un moyen bien simple d'arriver à la certitude sur un grand nombre de questions de physiologie, de pathologie, et même de thérapeutique des animaux domestiques.

Sommes-nous sages de ne pas y avoir recours. Le poumon, le cœur et l'estomac reçoivent des nerfs de deux systèmes différents, des pneumogastriques, et des nerfs ganglionnaires grand sympathique. On pourrait suspendre pendant cinq, six ou huit jours l'action du cerveau sur ces viscères, l'animal vivrait avec les nerfs grand sympathique *et vice versa*.

Il suffit d'apporter une modification très importante dans le procédé employé, par lequel on n'a étudié que les phénomènes de l'asphixie par privation d'air. En effet, la glotte par la section des deux nerfs de la huitième paire se trouve plus ou moins exactement fermée comme l'a très bien démontré M. Magendie.

Pour que l'asphixie n'ait pas lieu en quelques heures chez le cheval, nous avons pratiqué la trachéotomie avant de faire la section des nerfs pneumogastriques. Cette ouverture de la trachée étant au dessous du larynx, l'air peut entrer et sortir des poumons comme dans l'état ordinaire. L'animal en expérience boit, mange, comme avant. Mais, comme l'estomac du cheval ne peut contenir que douze à treize litres d'eau il est bientôt rempli par le foin et la paille que mange cet animal, aussi le second jour on voit tomber par l'ouverture de la trachée tout ce qu'il avale, l'estomac, l'œsophage et le pharynx se trouvant remplis. Le cheval ne périssant que le cinquième ou huitième jour, on a le temps nécessaire pour bien observer ce qui se passe. Au lieu de donner des aliments, si on lui administre des médicaments, le transport du médicament ne peut plus se faire au cerveau, à la moelle épinière. C'est ce qu'il est facile de constater en faisant prendre de la noix vomique à forte dose. Car, si on n'exerce qu'une simple compression sur les nerfs de la huitième paire, la noix vomique ne manifestera ses effets et ne déterminera le tétanos que quelques heures après qu'on aura fait cesser la compression. Le sang est changé, puisqu'il ne contient plus que sept grains de fébrine par once peu de temps avant la mort de l'animal, tandis qu'on trouvait de la même quantité vingt et un grains avant l'expérience. Les portions de la rate introduites sous la peau de chevaux sains ont déterminé des affections charbonneuses. Les chevaux en sont morts en cinq jours.

Que de lumières jailliraient d'expériences faites et multipliées avec ce soin, cette exactitude qu'on apporterait. N'est-il pas vrai qu'un grand nombre de questions aujourd'hui insolubles seraient résolues.

En vous parlant, Messieurs, des causes purement physiques qui manifestent leur action, leur puissance dans l'économie sans méconnaître toutefois l'influence très grande de causes de maladies qui se rattachent à la vie, et qui établissent une autre classe dont nous ne devons pas nous occuper aujourd'hui, nous nous rapprochons du sujet traité dans le mémoire de M. Galy.

A ses yeux, la morve des chevaux est déterminée par une cause physique et chimique.

M. Galy fait dépendre la morve d'une surabondance dans l'économie des chevaux, de différents sels insolubles connus sous les noms de phosphate et de carbonate de chaux. Ces sels en se déposant dans le tissu de la membrane muqueuse des narines ou ail l eurs, occasioneraient par leur présence la formation d'une membrane d'enveloppe d'un kyste. C'est l'idée dominante, celle à laquelle M. Galy surbordonne toutes les autres lésions et tous les désordres. L'auteur s'est livré à de nombreuses analyses chimiques concernant les aliments dont le cheval se nourrit, les eaux qu'il prend pour boisson. Nous ne le suivrons pas dans tous ces détails qui se trouvent consignés dans son mémoire et dans l'ouvrage qu'il a présenté à l'Académie. Pour faire bien comprendre l'étiologie donnée par l'auteur; il devient nécessaire de faire quelques rapprochements sur cette matière d'un haut intérêt.

Rappelons les expériences de Fourcroy et de Vauquelin sur l'urine des herbivores. Ces habiles chimistes ont prouvé qu'il n'existe pas de phosphate de chaux dans l'urine de ces animaux. Ils en ont trouvé dans la matière de la sueur qui blanchit les harnais et dans les poils. On peut présumer que dans l'état de santé la mue et la sueur entraînent le phosphate de chaux qui provient des os. La disparution de la cloison osseuse du canon du bœuf qui a lieu avec l'âge, prouve que les os perdent continuellement, mais en sera-t-il de même s'il y a surabondance, excès de ce phosphate dans l'économie? Est-il si déraisonnable d'admettre que ce sel peut se déposer dans les tissus. Vous avez publié dans vos fascicules une observation d'un bœuf âgé de cinq à six ans, où des dépôts semblables avaient eu lieu dans différentes parties, surtout autour de la moelle épinière à la région lombaire. Cette couche osseuse avait exercé une telle compression de la moelle épinière qu'il en était résulté la paralysie du mouvement et du sentiment des membres abdominaux. Nous avons fait voir à Béclard le corps d'une vache où il existait de ces dépôts dans presque toutes les parties. Aux mamelles, aux poumons, au cœur, aux valvules, au dessus de la membrane interne de l'aorte postérieure, aux ganglions lymphatiques du mésentère, des aines, des bronches, dans le tissu cellulaire sous-cutané, à la plèvre.

Ainsi, des poumons de vaches malades ont pesé quatre fois leur poids ordinaire, offrant l'aspect d'une madrépore, condition très différente de l'état de santé.

Le lait renferme une très grande quantité de ce phosphate de chaux dans ces affections, considération qui sera appréciée par les médecins instruits.

Fourcroy disait que les calculs vésicaux des herbivores étant composés de carbonate de chaux, il étai. très facile de les dissoudre au moyen de l'eau vinaigrée, il ne désespérait pas de trouver de véritables lithontriptiques des calculs vésicaux de l'homme. Vous savez qu'on est parvenu à les briser par des moyens mécaniques. Ce procédé n'a pas tout-à-fait remplacé celui que cherchait Fourcroy.

M. Galy en reconnaissant par ses analyses chimiques qu'il existait des sels insolubles, ce que MM Thénard, Dulong et Lassaigne avaient déjà prouvé puis que les concrétions chez les ruminants, et le dépôt sur la table des os qui forment les sinus de la tête du cheval étaient composés de phosphate et de carbonate de chaux, M. Galy était conduit à rechercher s'il n'existait pas un dissolvant de ces petits calculs de la membrane muqueuse des narines (des poumons) des chevaux affectés de la morve.

Après un grand nombre d'essais, d'expériences, l'auteur dit que l'acide hydrochlorique étendu d'eau agissait dans cette direction, et dissolvait très bien les dépôts calcaires dont nous avons parlé.

Vous sentez, Messieurs, qu'avant de porter un jugement sur une méthode aussi nouvelle qu'inusitée de traiter la morve, vos commissaires ne devaient rien négliger, ni rien épargner pour être témoin des expériences qui excitaient en eux un très vif intérêt.

Il ne s'agissait de rien moins que de s'assurer si on avait trouvé un moyen de guérir une maladie regardée jusqu'à ce jour comme incurable, et dont Bourgelat, en 1765, disait : Eu égard à la morve aussi inconnue à tous ceux qui en dissertent, qu'à ceux que quelques lumières contiennent au moins dans les bornes d'une sage timidité, tous les efforts que l'on a faits jusqu'à présent sont demeurés inutiles. Enfin rien n'a pu triompher de ce funeste virus. Telle était l'opinion de Bourgelat. Son successeur Chabert, en 1791, assurait qu'il avait essayé plus de cinquante remèdes contre la morve, qui dans la main des inventeurs, avaient produit des miracles, mis en œuvre, ces spécifiques avaient perdu toute leur vertu.

Quoiqu'il en soit, informé que M. le ministre de la guerre avait envoyé à Pomponne des chevaux affectés de la morve pour être traités par les moyens propres à l'auteur du mémoire, l'un de nous s'est transporté sur les lieux. Il a surtout examiné les deux chevaux qui viennent d'être abattus. Il les a vus au repos, au travail et après le travail. Il a passé en revue les différentes parties du régime alimentaire, sans négliger l'habitation, le pansement de la main. Il a vu en action, et à plusieurs reprises, l'appareil destiné à faire les injections. Il peut dire que la matière de l'injection, composée d'acide hydrochlorique étendu d'eau tiède, arrive dans les cavités nasales, entre les replis des cornets jusque dans les sinus, qu'elle découle par les points lacrymaux. (Une lithographie que nous mettons sous les yeux des membres de l'Académie, en donnera une meilleure idée qu'une simple description.)

Au moyen de cet appareil commode, ingénieux, on peut faire parvenir le médicament dans l'estomac, et on peut faire encore des douches sur la peau lorsqu'il existe des engorgements farcineux, regardés comme des effets de la même affection. Ces injections sont suspendues aussitôt qu'il se manifeste de l'inflammation à la membrane nasale, et on ne les reprend que quelques jours après. Dans l'intervalle, on se borne à faire des injections d'eau tiède, dans le but d'enlever le mucus abondant qui recouvre la membrane des narines. Après un mois de l'usage raisonné de ces moyens, nous avons reconnu que le tissu de la membrane muqueuse, qui était, avant l'expérience, blafard, tuméfié et ulcéré, se trouvait moins épaissi, coloré en rose, se rapprochant de l'état naturel, et les ulcérations ou chancres étaient cicatrisés, nous voulons dire les ulcérations qu'on peut apercevoir. On présumait qu'il en était de même de celles situées vers l'ethmoïde, et qu'on ne voit pas: la peau qui, à la première visite, en septembre 1855, était attachée, le poil qui était piqué et décoloré, se trouvait, l'un plus coloré, l'autre moins adhérent.

Le cheval l'*Effilé* toussait beaucoup moins fréquemment, le jetage était diminué, le bruit qu'il faisait entendre après l'exercice ou le sifflement était moins fort, le volume des ganglions lymphatiques situés sous la langue moins considérable, enfin son état général était sensiblement amélioré ainsi que son énergie. La peau ne se couvrait plus de sueur après une heure de travail, comme nous l'avions observé chez cet animal, lors de notre première visite. Nous devons dire que nous avons reconnu qu'il y avait chez lui complication de phthisie pulmonaire.

Chez l'autre cheval, nommé le *Baladin*, il y avait une très grande amélioration de son état sanitaire, les ulcérations avaient disparu, ainsi que les boutons de farcin situés près de la hanche droite, l'engorgement des ganglions lymphatiques sous-linguaux totalement dissipé, et les ulcérations de l'entrée de la narine étaient cicatrisées.

Dès ce moment, l'énergie, l'embonpoint de ces chevaux ne firent qu'augmenter jusqu'à l'instant où l'on s'est déterminé à les faire abattre pour bien constater l'état d'amélioration, et décider si la cicatrisation des ulcérations se trouvait complète, enfin s'ils étaient en voie de guérison.

Nous avons porté sur nos notes, lors d'une troisième visite, deux mois après la première, que les chevaux nous paraissaient en très bon état de santé, seulement l'*Effilé* conservant de la toux, de l'adhérence de la peau, les altérations des poumons n'avaient pas été totalement dissipées.

Il paraissait, à nos yeux, que la maladie principale n'existait plus, qu'il ne restait dans l'économie que les effets consécutifs qui avaient amené les ulcérations de la membrane nasale. Nous augurions bien de ce que la cachexie graisseuse s'était aussi dissipée. On sait que la transformation graisseuse du foie s'observe dans la phthisie de l'homme.

Vos commissaires n'ont plus à vous rendre compte que de la quatrième et dernière visite, faite quatre mois environ après le commencement de l'expérience.

La commission nommée par M. le ministre de la guerre était réunie à Pomponne. A notre arrivée, M. le président nous a prié d'examiner les deux chevaux destinés à être abattus.

La respiration de l'*Effilé* était encore gênée, surtout après l'exercice; il y avait de la toux. A l'ouverture faite aussitôt, il a été constaté que les nombreuses ulcérations de la membrane des narines étaient cicatrisées. Elles étaient remplacées par un tissu blanchâtre, fibreux, qui n'offrait aucun des vaisseaux, qui sont très nombreux dans l'état naturel, et affectent une direction si remarquable.

La membrane des sinus était tuméfiée; mais il est bon d'observer que nous n'avons jamais trouvé d'ulcérations dans cette région, en sorte que la sécrétion de la muqueuse peut continuer à être plus abondante qu'à l'ordinaire, mais sans avoir une tendance au ramollissement et à la destruction. La table des os frontaux se couvre aussi d'une sorte de fausse membrane osseuse qui est uniquement appliquée sur la surface de l'os frontal, puisqu'il est facile de la détacher, et qu'après cet enlèvement, la table de l'os reste intacte.

Chez ce cheval, il y avait eu de nombreuses ulcérations sur la membrane muqueuse de la trachée artère, complication que nous regardons comme très peu fréquente. Ces ulcérations étaient toutes cicatrisées. Les ganglions lymphatiques sous-linguaux, examinés un à un, n'ont offert aucun tubercule. Leur tissu se rapprochait de l'état naturel, seulement un peu tuméfié et décoloré.

Dans l'autre cheval (le *Baladin*), qui n'avait pas éprouvé de complication pulmonaire, les ulcérations étaient très bien cicatrisées; la membrane qui revêt la cloison dans les parties qui n'étaient pas occupées par les taches fibreuses blanchâtres où se trouvaient les ulcérations, était semblable à la membrane nasale d'un cheval sain; la membrane des sinus encore tuméfiée avec augmentation de la sécrétion; les ganglions lymphatiques sous-linguaux comme dans l'état de santé, seulement décolorés.

Nous croyons utile de rapporter qu'à l'ouverture d'un cheval (nommé *Souris*) qui avait fait le service pendant plus de douze ans à l'école d'Alfort, la membrane des sinus était dans le même état que celle du cheval Baladin, ce qui nous fait présumer qu'il aurait pu travailler longtemps, si l'on ne s'était déterminé à le faire abattre dans l'intérêt de la science.

La transformation fibreuse pouvant être considérée comme analogue à une terminaison par induration, il est évident que n'ayant rencontré aucun tubercule, ni sur la membrane muqueuse, siége ordinaire de la morve des chevaux, ni ramollissement, ni ulcération, on pouvait être autorisé à considérer la marche destructive de la maladie comme étant arrêtée. Il y avait même une tendance tout opposée au ramollissement, puisque les tissus se sont transformés en une matière fibreuse qui, comme le système osseux dans son développement naturel, passe à l'état fibreux, cartilagineux, enfin osseux. Observons qu'on ne voit jamais survenir dans ces tissus ainsi transformés, ni ramollissement, ni ulcération. Cette transformation peut donc être regardée comme une terminaison très favorable.

Ainsi il n'y avait plus de tubercules dans le tissu des ganglions lymphatiques situés sous la langue. L'énergie des animaux était grande. Ils avaient perdu la disposition à la cachexie graisseuse qui précède ou accompagne le développement des tubercules. Ils pouvaient supporter sans fatigue un travail soutenu de huit heures par jour, à la charrue ou à la herse. On devait croire, puisqu'il n'y avait ni ulcération, ni complication, que les effets consécutifs de la maladie se dissiperaient par un bon régime alimentaire, par le pansement de la main, une habitation salubre où l'air et la lumière pénétraient, et pouvaient se renouveler facilement.

Nous terminerons par faire une observation très importante. C'est que la constitution de l'air froid et humide qui a constamment régné depuis qu'on a commencé l'expérience, le 7 septembre 1855, n'était pas une condition favorable. Cette constitution atmosphérique s'opposait jusqu'à un certain point à l'efficacité des moyens curatifs employés par l'auteur du mémoire.

Il résulte que ces deux chevaux étaient en bonne voie de guérison, et qu'elle serait devenue complète en suivant un bon régime, le travail au pas, comme celui auquel ils étaient soumis.

En effet, les ulcérations de la membrane des narines n'existant plus, et cette lésion étant, à nos yeux, le caractère principal de la maladie, nous nous croyons autorisés à raisonner ainsi.

Vos commissaires, d'après toutes ces considérations, vous proposent des conclusions analogues à celles adoptées par l'Académie des Sciences, en 1749, ainsi conçues :

Il serait fort à souhaiter qu'on procurât à M. Galy les moyens d'appliquer son traitement sur une plus grande échelle. Il serait aussi à désirer que les chevaux qu'on soumettrait à de nouvelles expériences n'offrissent aucune complication étrangère à la morve véritable, qui affecte principalement la membrane muqueuse des cavités nasales. On devrait choisir une température qui serait moins contraire à l'efficacité des moyens que M. Galy met en usage contre la morve des chevaux.

Vos commissaires vous prient en outre de les autoriser à suivre de nouveau des expériences auxquelles tous les amis de l'art vétérinaire doivent prendre le plus vif intérêt.

Paris, le 26 *avril* 1836.

Signé : BOULEY, Médecin vétérinaire,
et DUPUY, Médecin vétérinaire, Rapporteur.

L'Académie a adopté sans aucun changement le rapport et ses conclusions, dans sa séance du mardi 18 mai.

Pour copie conforme,

Le Secrétaire perpétuel de l'Académie,

PARISET.

Paris, le 18 mai 1836.

Nota. On voit que ce rapport, terminé et signé le 26 avril, n'a pu être lu à l'Académie de Médecine, que le mardi, 18 mai, cela par des circonstances indépendantes de la volonté du rapporteur. Il fait des vœux pour que M. Galy puisse continuer des expériences commencées sous les plus heureux auspices. Son opinion particulière est qu'on ne parviendra à guérir la morve qu'en plaçant les chevaux affectés dans toutes les conditions où se sont trouvés ceux dont il vient de rendre compte à l'Académie, conditions favorables qu'il sera impossible de bien réunir dans les infirmeries des corps de cavalerie. Les points importants pour lui sont le régime, le travail au pas, au labourage, au hersage, qui modifie si efficacement tout le système capillaire des parties, la nutrition et les sécrétions diverses; travail au pas qui vient seconder puissamment l'action des remèdes. Sans pourtant qu'on doive négliger l'alimentation et les autres parties dont se compose le régime des chevaux. Ces chevaux pourraient servir à une instruction pratique, qui manque à l'administration si importante de la guerre.

DUPUY.

IMPRIMERIE D'HIPPOLYTE TILLIARD,
RUE SAINT-HYACINTHE-SAINT-MICHEL, 30.

www.ingramcontent.com/pod-product-compliance
Ingram Content Group UK Ltd.
Pitfield, Milton Keynes, MK11 3LW, UK
UKHW020229180726
13838UKWH00005B/2285